AF312526

DES

EFFETS DE L'ABSTINENCE

ET DE

L'ALIMENTATION INSUFFISANTE

CHEZ LES ANIMAUX

DES
EFFETS DE L'ABSTINENCE

ET DE

L'ALIMENTATION INSUFFISANTE

CHEZ LES ANIMAUX

Par M. G. COLIN,

Professeur d'agriculture, d'hygiène, de zoologie et de botanique à l'École impériale
vétérinaire d'Alfort ;
Lauréat de l'Institut et de la Société centrale d'agriculture de France ;
Membre de la Société centrale de médecine vétérinaire,
de la Société anatomique, etc.

> « Sans la science, point d'idées saines ; et
> sans idées saines, point de pratique habile
> et heureuse. »
> (JOUFFROY.)

PARIS

TYPOGRAPHIE DE RENOU ET MAULDE,

RUE DE RIVOLI, Nº 144.

1863

EFFETS DE L'ABSTINENCE

ET DE

L'ALIMENTATION INSUFFISANTE

CHEZ LES ANIMAUX

La question que je me propose d'examiner avec vous, Messieurs, paraît être l'une des plus élémentaires parmi celles qui se rapportent à l'histoire de la nutrition. Cependant elle est d'une extrême complication, car les détails infinis qu'elle embrasse touchent aux actes les plus intimes de l'organisme. Ses principaux développements sont à la fois du ressort de la physiologie, de l'hygiène et de la thérapeutique, et ils pourraient, à eux seuls, montrer la connexité qui existe entre ces trois sciences.

Le fait de la privation d'aliments, ou celui d'une alimentation insuffisante, a, sur l'organisme sain ou malade, des conséquences d'une immense portée. Il imprime aux différentes actions vitales des modifications nombreuses; il devient, suivant les cas, un agent puissant de prophylaxie, une cause de maladie et un moyen de traitement des plus énergiques. Néanmoins, on l'étudie mal, ou on ne l'étudie pas du tout, si ce n'est dans les livres de physiologie.

Broussais, mieux que personne parmi les médecins, a compris l'importance du rôle que la diète peut remplir dans le traitement des maladies; mais s'il en a parfaitement reconnu les effets salutaires, il ne s'est pas fait une idée nette de ses résultats pernicieux et destructeurs. Entraîné par des idées qui étaient vraies dans de certaines limites, il n'a pas su trouver la mesure exacte de leur application; il a abusé d'une arme qui ronge et qui tue aussi souvent qu'elle guérit. Et c'est au nom de la physiologie, fort innocente de ses exagérations, qu'il a inauguré un système meurtrier dont les victimes se compteraient par milliers, si les statistiques de ce genre étaient possibles.

L'illustre réformateur, qui tenait la diète en si grande estime, n'en connaissait que les effets les plus saillants; il en ignorait les plus essentiels, ceux mêmes qui rendent l'abstinence fatale dans une foule de circonstances. Chez lui, comme chez tous les hommes à théories, les produits fantastiques de l'imagination prenaient trop la place des faits. Avant de

préconiser et d'appliquer son moyen, il ne songea point à en déterminer
l'action d'une manière précise. Mais ce que lui et son école ont négligé
de faire, la physiologie l'a tenté. Elle s'est mise à la recherche des effets
que l'abstinence produit ; elle a essayé de les isoler, de les caractériser et
de les interpréter. A l'instar des chimistes qui font fonctionner à blanc
certains appareils avant de s'en servir, elle a voulu, par l'étude de la diète
sur le sujet à l'état normal, découvrir ce qui doit arriver sur le ma'ade ;
aussi est-elle aujourd'hui en mesure de donner d'utiles conseils aux pra-
ticiens.

Les développements dans lesquels je vais entrer montreront, d'une part,
combien les exagérations de Broussais étaient dangereuses, et combien,
d'autre part, la réaction qui a emporté son système s'est éloignée du juste
milieu. Ils prouveront aussi que la médecine antique était, à certains
égards, plus sage que la nôtre, et qu'Hippocrate, à l'endroit de la diète,
était physiologiste plus judicieux que l'auteur même de la doctrine physiologique.

I.

Mais par quels côtés, Messieurs, aborderai-je cette question si vaste et si
complexe, pour bien enchaîner les choses suivant leur ordre naturel et en
faire ressortir les points essentiels ? Je ne sais ; et, dans mon hésitation, je
commence par un paradoxe. Je vais prouver que l'animal soum's à la
diète la plus absolue dévore en réalité sa propre substance, l'emploie aux
mêmes usages et la détruit finalement de la même manière que la substance alimentaire venue du dehors. Il faut donc que nous voyions comment l'absorption va en quelque sorte demander l'aumône à toutes les
parties, comment et sous quelle forme elle la recueille pour la porter au
sang, qui, à son tour, en distribue les produits aux ayants-droit suivant
leurs besoins.

L'absorption interstitielle pendant l'abstinence supplée l'absorption in-
testinale à laquelle les matériaux du dehors cessent d'être offerts ; elle
réclame exactement à chaque partie une contribution proportionnée à sa
masse : au système musculaire la fibrine et l'albumine destinées à réparer
le plasma du sang ; aux tissus blancs l'albumine seulement ; au tissu
adipeux la graisse qui doit entretenir la chaleur animale ; aux viscères,
aux glandes, à la peau, aux os eux-mêmes, des éléments très-divers qu'elle
rapporte ensemble et mêlés, comme le mendiant rapporte dans sa musette
les dons les plus hétérogènes.

Ainsi se trouvent assurés le renouvellement du sang et, par suite, l'excitation nerveuse, la contraction musculaire, les sécrétions diverses et les
actions moléculaires de toutes sortes.

Cependant, cela ne suffit pas; il faut encore pour l'entretien de la vie que la chaleur du corps soit maintenue à peu près à son degré normal. Or, le sang, étant convenablement renouvelé, offre à l'oxygène une partie de ses propres matériaux et il envoie partout cet agent de combustion; il l'insinue au sein de la trame solide, le met en contact avec les éléments susceptibles d'être brûlés sur place, puis reprend les produits de la combustion et les verse au dehors. Tant que ces deux actes essentiels, le renouvellement du sang et la calorification, peuvent s'accomplir régulièrement, l'abstinence est compatible avec la vie. On conçoit donc que cet état puisse se prolonger d'autant plus que les matières à résorber sont plus abondantes et que la combustion les détruit avec plus de lenteur. Nous verrons qu'en effet la durée de l'abstinence est en raison directe de l'embonpoint des animaux et en raison inverse de l'activité de la calorification.

Je vous prie, Messieurs, avant d'aller plus loin, de remarquer que ces phénomènes intimes par lesquels la vie s'entretient pendant l'abstinence ne sont point insolites et exceptionnels : ce sont des phénomènes constants et réguliers qui, dans les circonstances ordinaires, ont une faible activité et marchent de front avec ceux de l'alimentation. Ici seulement ils sont exagérés et isolés; en outre, les matériaux détruits ne sont point remplacés. Au fond, la nutrition s'opère sur un plan uniforme. Si la matière vivante qui se détruit est plus que compensée par la matière extérieure, il y a accroissement ; si elle l'est exactement, il y a équilibre ou état stationnaire; si elle est incomplétement remplacée, il y a amaigrissement et atrophie; enfin, si elle ne l'est pas du tout, comme dans l'abstinence, l'usure arrive bien vite à son terme.

Bien qu'il y ait, en réalité, chez les animaux privés d'aliments, une véritable nutrition intérieure, celle-ci n'a plus exactement son cachet normal. Dans la nutrition ordinaire, il y a un double courant, l'un apportant à l'organisme les matières du dehors, l'autre entraînant à l'extérieur les matières que la vie a usées. Le premier est irrégulier et intermittent; il a des périodes de ralentissement et des temps d'arrêt, même très-prolongés. Le second, au contraire, est continu et irrésistible; diverses causes peuvent le ralentir, aucune n'est capab'e de l'arrêter. Dans la nutrition, lors de l'abstinence, le courant qui devrait apporter les matières du dehors est remplacé par un simulacre. La propre substance de l'organisme tient lieu d'aliments; elle est empruntée à toutes les parties; puis elle leur est restituée sous une nouvelle forme avant d'être détruite et éliminée. Il en résulte que les organes se restaurent aux dépens de la masse commune. L'édifice menacé de ruine répare ses brèches avec ses matériaux mêmes.

Ces prémisses un peu abstraites étant acceptées, nous pouvons en déduire, comme conséquence, qu'il y a réellement trois modes d'alimentation très-distincts : 1° l'alimentation extérieure par les substances venues du dehors ; 2° l'alimentation intérieure ou celle qui, pendant l'abstinence, s'effectue aux dépens des matériaux propres de l'organisme ; 3° enfin, l'alimentation mixte opérée tout à la fois par des aliments en quantité insuffisante et par la substance des organes. Cette distinction qui, dans le langage ordinaire, serait un sophisme et une absurdité, est très-exacte au point de vue physiologique : elle jettera de la clarté sur l'interprétation des faits que j'exposerai plus tard.

Entrons maintenant dans les détails.

II.

J'ai dit tout à l'heure que l'animal mis à la diète vit aux dépens de sa propre substance : le fait est hors de contestation. Il faut voir la quantité qu'il en consomme, soit d'une manière absolue, soit relativement à celle des aliments. Nous rechercherons ensuite les causes qui activent ou qui ralentissent cette consommation. Divers animaux vont nous fournir les renseignements demandés : ce sont des solipèdes, des chiens, des chats, des hérissons, des oiseaux, des invertébrés même.

Voici d'abord un cheval de moyenne taille pesant 405 kilogrammes. Il est adulte, de race distinguée, bien musclé, gras, plein de vigueur et de santé : un léger défaut de solidité des genoux l'a fait abandonner de son maître. Ce pauvre animal, remarquablement doux et intelligent, est séquestré dans une écurie assez vaste. Pendant un mois il ne reçoit aucun aliment, mais il boit, à volonté, de l'eau dont la quantité est exactement mesurée. Une muselière en toile métallique l'empêche de toucher à la litière. Note journalière est prise de son état général, de sa respiration, du pouls, de la température et de la perte de poids qu'il éprouve. En trente jours il consomme 42 litres d'eau, ou, à peu près en moyenne, 1 litre 4 décilitres par jour, et son poids subit une réduction totale de 80 kilogrammes, ou de 2,666 grammes par chaque période de vingt-quatre heures ; en somme, tout juste un cinquième de la masse initiale. Comme les animaux soumis à l'abstinence peuvent perdre presque les trois cinquièmes de leur poids, le nôtre en avait encore deux à user. Sa provision était loin d'être épuisée.

Ce cheval a donc employé, pour ce que j'appelais tout à l'heure son alimentation intérieure, une ration journalière de 2,666 grammes de chair et de 1,400 grammes d'eau. C'est pour chaque kilogramme de poids vif une ration de 6 grammes 58 centigrammes de chair et de 3 grammes 45 centigrammes d'eau. En admettant que dans la chair consommée la graisse entre pour un quart, la ration diurne sera représentée par:

787^{gr}.41 de carbone,
115   77 d'hydrogène,
75   05 d'azote,
21   15 de sels (1).

Si notre animal eût été nourri comme d'habitude, il eût consommé aisément 7,500 grammes de foin et 2,270 grammes d'avoine, représentant, d'après les analyses de M. Boussingault,

3,938 gr. de carbone,
446 gr. d'hydrogène,
139 gr. d'azote,
672 gr. de sels.

Mais, déduction faite de la partie de cette ration non absorbée et rejetée par les excréments, il n'aurait reçu en réalité que :

2,574 gr. de carbone,
266 gr. d'hydrogène,
61 gr. d'azote,
97 gr. de sels.

Conséquemment, le cheval à la diète usant 2,666 grammes de sa chair par jour, soit un quart de graisse et trois quarts de muscle, dépensait seulement à peu près le tiers du carbone, la moitié de l'hydrogène, le cinquième des sels qu'il eût pris dans sa ration extérieure, et sensiblement la même quantité d'azote : il vivait donc avec beaucoup d'économie.

Voyons maintenant à quoi il utilisait cette modique ration, ou plutôt comment il l'utilisait, car nous savons qu'elle est appelée à reconstituer le sang, à entretenir la chaleur animale, la perspiration pulmonaire, la transpiration cutanée et la sécrétion urinaire.

Je dis d'abord que la substance résorbée devait renouveler le sang et en maintenir l'intégrité sous les rapports quantitatif et qualitatif. C'est en effet ce qui est arrivé. Jusqu'au dernier jour, le pouls, par sa force et sa plénitude, indiquait que le système vasculaire se trouvait passablement rempli, et le trentième, ce liquide s'élevait dans le tube de Hales à la hauteur de 1 mètre 70. Sa tension s'éloignait donc bien peu de son chiffre normal : c'est dire assez que les mouvements du cœur avaient conservé presque leur énergie habituelle. Ce sang avait, à 1 degré près, sa chaleur initiale : il n'existait qu'une différence d'un dixième de degré entre la température du sang des cavités gauches et celle du sang des cavités droites. Sa quantité obtenue, tant par la carotide et la jugulaire que dans les veines caves, fut de 27 kilogrammes, ou le douzième du poids du corps.

Ce liquide ne s'était nullement appauvri. Il avait tous les caractères phy-

---

(1) Je donne ces chiffres d'après la composition de la chair et de la graisse que rapporte M. Liebig (*Chimie organique appliquée à la physiologie*, p. 313 et 336).

siques qu'il prend chez les sujets gras qu'on prive d'aliments pendant quelques jours. Son caillot se recouvrait d'une couche blanche à reflet bleuâtre, et son sérum, trouble, opaque, lactescent, ressemblait au chyle des animaux à la mamelle, tant il était chargé de graisse. Voici, au reste, sa composition, que j'ai été heureux d'obtenir d'un savant chimiste, M. Wurtz, professeur à la Faculté de médecine. Sur mille parties il contenait :

Eau	722.9
Fibrine	3.6
Albumine, graisse et matériaux organiques du sérum	126.5
Globules	107.3
Sels minéraux	39.7

En comparant cette composition à celle du sang normal des solipèdes donnée par Simon, par Nasse, par MM. Andral et Gavarret, on peut voir qu'à certains égards notre cheval affamé avait une supériorité réelle sur les chevaux au régime ordinaire. Le simple rapprochement des chiffres fait ressortir très-nettement cette différence, qui serait mieux exprimée si nous avions une analyse du sang au début de l'expérience comme nous en avons une pour la fin. Mais enfin je prends mon terme de comparaison dans le tableau de Nasse, où l'état normal est donné d'après une moyenne de dix analyses.

	1º Dans le sang normal.		2º Dans le sang du cheval à la diète.	
			1re analyse.	2e analyse.
Eau	804.75		722.90	» »
Fibrine	2.41		3.60	» »
Albumine et matériaux organiques du sérum	67.58	Matériaux organiques du sérum..	126.50	» »
Matières grasses	1.31		» »	24 51
Globules	117.13		107.30	» »
Sels	6.82		39.70	» »

Ainsi, le sang de notre cheval, après trente jours d'abstinence, au lieu de s'être appauvri, comme la théorie pouvait le faire supposer, est, au contraire, devenu plus épais, plus fibrineux, plus albumineux, plus riche en graisse et surtout en sels que le sang ordinaire. Tous les matériaux plastiques y sont en plus forte proportion, à l'exception toutefois des globules, dont le chiffre a subi une légère diminution (un dixième, à peu près). Ce liquide était donc ce qu'il devait être sous le rapport de la quantité, de la qualité, de la température et de la pression. Il se trouvait dans d'excellentes conditions pour exciter le système nerveux, entretenir la nutrition et les sécrétions. Tout à l'heure nous trouverons l'explication de ces faits et nous verrons qu'il ne faut pas s'attendre à les observer dans toutes les circonstances.

Ce n'était pas seulement la composition du sang qu'il importait d'étudier

sur notre cheval à la diète, celle de la lymphe méritait aussi d'être établie
et comparée à ce qu'elle est dans les circonstances ordinaires. Pour en
obtenir une suffisante quantité, j'insérai un tube à l'un des vaisseaux blancs
qui accompagnent la carotide vers le milieu du cou. Un de mes élèves
dévoués, M. Poulin, se chargea de la recueillir pendant plus de six heures,
et M. le professeur Wurtz en fit l'analyse que voici, mise en regard de
celle de la lymphe ordinaire.

	Cheval à la diète.	État normal.
Eau	913.520	955.384
Fibrine	0.085	2.200
Albumine et matières organiques du sérum	75.928	33.310
Sucre	1.340	1.145
Matières grasses	0.683	0.240
Sels	8.452	7.410

Ici encore le liquide est plus riche en éléments plastiques. Il a plus
d'albumine, plus de matières grasses, plus de sels et presque autant de
sucre que la lymphe des sujets en digestion ; seulement il est moins fibrineux. Sa composition est en harmonie avec celle du sang, et cela doit être,
puisque le premier de ces deux liquides est tout à la fois un facteur et un
produit du second.

Passons à un autre point sans rompre l'enchaînement des faits.

Notre cheval blanc, à la diète pendant trente jours, n'employait que
2,666 grammes de sa substance pour renouveler son sang et réparer les
pertes occasionnées par les sécrétions. Cette faible ration intérieure suffi-
sait à l'entretien régulier de la chaleur animale.

Tout le monde sait, Messieurs, que l'une des conditions les plus indis-
pensables à la vie chez les animaux supérieurs est le maintien de la température du corps à un certain degré, qui est en général constant. Dès que
cette température s'abaisse à + 24 ou 25, la mort arrive. Tant que les
matières à brûler abondent dans l'économie, la calorification est active ;
une fois qu'elles diminuent, elle languit. Ici elles n'ont jamais fait défaut :
le système musculaire et le tissu adipeux pouvaient les fournir en quantité
suffisante. Aussi, le cheval dont je fais l'histoire a-t-il conservé, du premier
au trentième jour de l'abstinence, la même température à un degré près,
et avec des oscillations faibles sur lesquelles il serait inutile de s'arrêter.
Toutes les indications ont été prises exactement à l'aide d'un thermomètre
métastatique très-sensible, construit par M. Walferdin. Je les donnerai
plus tard dans un travail particulier sur la chaleur animale.

Ce fait de la persistance de la chaleur à son degré ordinaire est extrê-
mement curieux par sa signification. Méconnu jusqu'ici des expérimenta-
teurs qui n'ont point choisi les animaux gras pour leurs recherches, il ne
doit point être regardé comme constant ; il est subordonné à la présence

de la graisse. Tant qu'il y a du tissu adipeux chez un sujet privé d'aliments,
sa température ne baisse point; une fois qu'il vient à manquer, elle
descend très-vite à 24 ou 25, et la mort arrive.

Ici, une petite difficulté se présente à l'esprit. Quand on songe que,
d'après les expériences de M. Boussingault et celles de MM. Lassaigne et
Bouley, un cheval de taille moyenne brûle environ 2,500 grammes de
carbone pour les besoins de sa calorification, on se demande comment,
avec les 787 grammes de carbone et les 115 grammes d'hydrogène con-
tenus dans sa ration intérieure, notre cheval pouvait arriver exactement
au même résultat. Rien n'est plus facile à éclaircir..

Évidemment, l'animal qui brûle en vingt-quatre heures 2,500 grammes
de carbone, doit produire trois fois autant de calorique que celui qui en
dépense 787 grammes, mais l'excédant développé chez le premier est en-
levé par la perspiration pulmonaire et la transpiration cutanée. Or, sans
aucun doute, ces deux exhalations n'ont point la même activité dans les
deux cas. En moyenne, d'après M. Boussingault, la quantité d'eau qui sort
par le poumon et par la peau du cheval est de 6 kilogrammes. C'est
environ trois fois ce que l'animal à la diète pouvait perdre par cette double
voie. L'eau bue par ce dernier, jointe à l'eau de sa substance organique
détruite, représentait 3 kilogrammes; défalcation approximative faite de
1,000 grammes rejetés par la sécrétion urinaire, sa transpiration n'en
avait plus que 2 kilos à éliminer. Conséquemment, si, dans un cas, il y a
production triple de chaleur, il y a aussi triple dépense. C'est par ce rapport que s'établit l'équilibre de température.

Voilà, Messieurs, comment s'est effectuée l'alimentation intérieure chez
le cheval soumis à une abstinence de trente jours. Bien qu'elle eût alors
usé le cinquième du poids primitif du corps, elle avait laissé de quoi entretenir encore la vie pendant longtemps, comme le prouve la statique
suivante faite avec soin (1).

		kilogr.
Poids du corps		325.000
—	du sang	27.000
—	de la peau et des sabots	16.000
—	des os et cartilages	45.000
—	des muscles et tendons	159.000
—	de la graisse libre	19.700
—	des viscères	25.578
—	des matières gastro-intestinales	26.250
	Perte	5.680
	Total	325.000

(1) Il ne faut pas oublier que notre cheval n'a pas succombé à cette longue abstinence. On l'a tué le trentième jour, alors que rien dans la physionomie, l'état des
forces, le pouls et la température, ne faisait prévoir sa fin prochaine. Cela est im-
portant.

Je dois vous faire observer ici, sans vous en donner la preuve, que chez ce cheval tout avait maigri, excepté l'encéphale et la moelle épinière. La peau, le squelette (dans sa partie médullaire bien entendu), le tissu adipeux, le foie et les autres glandes, le cœur lui-même, avaient subi une réduction de volume et de poids, en fournissant leur quote-part d'aliments et de combustibles. Des statiques nombreuses, faites sur des solipèdes dans les conditions physiologiques, permettraient d'apprécier cette réduction de chaque partie, si j'avais le temps de les rapporter dans cette lecture.

Néanmoins, l'amaigrissement était à peine arrivé à la moitié de son chiffre possible. Il restait de la graisse sous la peau, au bord supérieur de l'encolure, à la région inguinale, aux fesses. Celle de la cavité abdominale formait une couche de 4 à 5 centimètres d'épaisseur et pesait, avec quelques masses de la poitrine, 14 kilogrammes. Elle se trouvait encore en passable quantité dans les interstices musculaires et en grosses gouttelettes dans les cellules du foie.

Tels ont été les résultats de la diète sur le cheval sain. Sont-ils les mêmes sur d'autres animaux ?

C'est un fait déjà vulgaire, que les carnassiers supportent mieux l'abstinence que les herbivores. Habitués à des repas éventuels et à des jeûnes fréquents, ils sont en quelque sorte préparés naturellement à un accident qui est fort rare pour les autres. Leur tube digestif, peu ample, ne souffre pas de manquer de lest ; chacun de leurs repas fournit pour longtemps des matériaux à la reconstitution du sang et à la respiration. Lorsque les aliments du dehors viennent à leur manquer, ils trouvent en eux-mêmes des aliments tout à fait semblables ; l'origine de ces aliments change seule, mais leur régime reste le même. Au contraire, les herbivores mis à la diète changent réellement leur mode d'alimentation ; ils ont un apprentissage à faire pour consommer la chair et leur propre chair à la place des substances végétales.

J'ai, à l'exemple de Magendie, et par une pénible obligation imposée au physiologiste, soumis à l'abstinence des chiens et des chats, dans le but de constater les modifications qu'elle apporte à l'état des organes et au rhythme des fonctions. Sa durée et ses effets se sont montrés fort variables.

Un chat énorme et très-gras, pesant 5,838 grammes, séquestré dans un vaste panier exactement fermé, n'a reçu ni aliments, ni boisson pendant vingt-neuf jours. Au bout de ce temps, il avait perdu 1,733 grammes, ou un peu plus du tiers de son poids, soit 59 grammes 7 décigrammes par chaque période de vingt-quatre heures. En conséquence, il consommait 10 grammes 22 de sa substance par chaque kilogramme de sa masse, au lieu de 6 grammes 58 comme le cheval. Moyennant cela, sa température n'éprouva pas un abaissement de plus d'un demi-degré. A l'autopsie, je trouvai beaucoup de graisse encore sous la peau, dans les interstices musculaires ; il y en avait 100 grammes, tant sur les parois internes du ventre que dans les mésentères. Les cellules du foie en présentaient de grosses gouttelettes. Le sang conservait ses caractères normaux, il contenait 139 milligrammes de sucre pour 100, ou sensiblement la proportion ordinaire. La substance hépatique n'en avait pas moins de 2 grammes 800 milligrammes pour 100. Tout se passait donc là comme chez le cheval.

Il en a été de même pour les oiseaux. Une oie grasse, du poids de 4,800 grammes, privée d'aliments, mais recevant de l'eau à discrétion, vécut quarante-quatre jours, au bout desquels elle avait éprouvé une perte totale de 2,475 grammes, ou la moitié de son poids primitif. La perte diurne moyenne fut donc de 56 grammes 27, soit 11 grammes 72 par kilogramme de poids vif. Dans les trente-cinq premiers jours, la température du corps fut maintenue à 41° centigrades; l'avant-dernier, elle se trouva à 40°. Après la mort, je fis la statique suivante :

1° La peau, les muscles et le sang pesaient....	986 gr.
2° Les viscères.................................	254
3° Les os......................................	419
4° Les plumes et les produits cornés...........	179
5° La graisse libre............................	446
Perte......................................	41
TOTAL ÉGAL...............	2,325

Ainsi, la graisse libre représentait encore, après la mort, le cinquième du poids du corps ; le système musculaire n'était point trop atrophié ; enfin, le foie conservait du sucre dans la proportion de 2 grammes 4 centigrammes pour 100.

III.

Il ne faudrait pas croire, Messieurs, que ce qui est arrivé au cheval, au chat et à l'oie dont je viens de parler, arrive toujours. Non, loin de là. Nous n'avons eu affaire jusqu'ici qu'à des animaux gras. Chez les sujets maigres, les choses vont se passer tout autrement.

Je laisse d'abord à la diète un cheval maigre, mais vigoureux. Au bout de quelques jours, l'animal a la physionomie changée, le poil terne, le flanc creux ; il perd ses forces, se tient debout avec peine ; sa marche est chancelante ; il se couche sur le sternum et bientôt sur le côté. La peau et les extrémités se refroidissent ; les sueurs surviennent, puis les convulsions de l'agonie. La vie ne peut s'entretenir longtemps, faute d'éléments pour la reconstitution du sang et de combustible pour la calorification. A l'autopsie, on trouve un sang pauvre, sans sucre, à sérum clair et dépourvu de graisse, un foie noir dont les cellules n'ont ni sucre, ni matière grasse. Les muscles sont filandreux et flasques, et à la place de la graisse on ne voit plus qu'un peu de tissu infiltré de sérosité jaunâtre. La moelle des os elle-même a été remplacée par une matière visqueuse citrine.

Si je soumets de même à l'abstinence des chiens et des chats amaigris, au lieu de vivre, comme les autres, quatre, cinq, six semaines, ils se refroidissent promptement et meurent en dix à douze jours, souvent dans un plus bref délai.

C'est bien pis encore si je prends un poulet ou une dinde sans graisse. En trois ou quatre jours l'inanition arrivera à sa dernière période.

Voilà, si je ne me trompe, la grande loi de l'abstinence trouvée : la durée de la vie chez les animaux à la diète est, toutes choses égales d'ailleurs, proportionnée à la provision intérieure capable de reconstituer le sang et d'entretenir la calorification.

En effet, voyez comment dans le plan de la nature les animaux destinés à supporter soit la pénurie, soit la privation d'aliments, se prémunissent contre les suites forcées de l'abstinence. En été et en automne, les animaux sauvages profitent de l'herbe abondante pour s'imprégner d'une graisse qui deviendra leur supplément de ration quand le sol aride ne leur offrira qu'une chétive pâture. Les chameaux que Pallas a vus dans les steppes de l'Asie réduits, en hiver, à brouter des roseaux desséchés, perdent leurs bosses et deviennent d'une effroyable maigreur. L'ours, avant de se retirer, pour s'y engourdir, dans les fentes des rochers, a pris de l'embonpoint avec le miel, les raisins, les fruits sucrés qu'a mûris l'automne. Ce n'est pas en se léchant les pattes, comme le disait Aristote, qu'il se nourrit durant sa longue torpeur, mais bien en léchant sa graisse, ses muscles et la substance de tous ses organes. De même, la marmotte, le hérisson, le loir, la chauve-souris, pourraient-ils hiverner s'ils ne s'étaient bien engraissés avant de s'endormir? C'est grâce à l'excès et à la qualité de la matière organique emmagasinée qu'ils ne meurent alors ni de froid ni de faim.

IV.

En disant, Messieurs, que la durée de l'abstinence est proportionnée à l'abondance des provisions de l'organisme, je n'ai pas donné la formule dans son entier : les choses ne vont pas ainsi tout d'une pièce. Pour la compléter, je dois ajouter maintenant que cette durée est aussi proportionnée à la lenteur avec laquelle les provisions sont consommées. Mille faits du domaine de l'observation et de l'expérimentation peuvent en fournir la preuve.

Nous avons vu plus haut un cheval gras vivre un mois sans aliments, conserver son sang à l'état normal et sa température, moyennant une perte diurne de 2,666 grammes. Et au bout de ce temps, après lequel il fut tué, il avait encore beaucoup de graisse, avec des muscles volumineux. Le faible chiffre de sa dépense était devenu la condition principale de sa longévité.

Un autre cheval de trait, fortement musclé et passablement gras, qui pesait, vingt-quatre heures après le dernier repas, 508 kilogrammes, en perdit 64 en quatre jours seulement, savoir : 17 le premier, 16 le deuxième, 16 le troisième et 15 le quatrième. Il mourut le cinquième, bien plus épuisé que ne l'était celui de l'expérience précédente au bout de trente jours. Eh bien! ce cheval, qui se consumait si vite, devenait morveux ; il avait la fièvre. Au lieu de brûler 6 grammes par chaque kilogramme de son poids, il en brûlait 31, c'est-à-dire cinq fois autant que le cheval sain. Avec ce qu'il dépensa en quatre jours, l'autre eût vécu près de trois semaines.

Un tel contraste entre le cheval sain dont les fonctions s'exécutent avec calme et le cheval sous le coup d'une excitation morbide est frappant. Les deux animaux vivent de la même manière, aux dépens de leur substance ; mais l'un consomme une ration intérieure cinq fois égale à celle de l'autre. C'est là un fait d'une haute signification.

Si nous décomposons la ration de notre cheval malade d'après les données chimiques, et en admettant que la graisse se détruise dans la proportion de 1 partie pour 4 parties de muscle, nous verrons que cet animal usait par jour :

4,186 gr. de carbone au lieu de............	787
596 gr. d'hydrogène au lieu de............	115
470 gr. d'azote au lieu de................	75
135 gr. de sels au lieu de................	21
9,600 gr. d'eau au lieu de................	3,000

Cette énorme consommation s'explique par le fait de l'excitation fébrile. Un cheval en repos qui, d'après les analyses de M. Lassaigne, brûlait 2,241 grammes de carbone, n'en usait pas moins de 4,887, c'est-à-dire plus du double, sous l'influence de l'exercice. La fièvre accroît la dépense du combustible pris à l'intérieur comme le travail accroît celle du combustible emprunté aux aliments; le résultat chimique est le même dans les deux circonstances.

Il est évident, du reste, que chez l'animal dont la combustion avait pris une si grande activité, les exhalations pulmonaires et cutanées devaient être fort abondantes pour restreindre l'élévation de la température; il ne l'est pas moins, d'autre part, que les sécrétions biliaire et urinaire chargées d'évacuer les produits hydrocarbonés et azotés non détruits par la respiration devaient, de leur côté, entraîner une forte proportion de matières fixes.

On voit, d'après cela, qu'il y a une énorme différence entre le cheval sain et le cheval en proie à une excitation fébrile. L'un est le foyer calme où la combustion s'effectue avec lenteur, l'autre est le foyer ardent où l'oxygène a un accès trop facile. Dans le premier, la vie peut s'entretenir longtemps; dans le second, elle est vite épuisée.

Ce qui est arrivé chez notre cheval malade se reproduit dans une foule de cas. On est frappé souvent de la rapidité avec laquelle certains sujets maigrissent; ils semblent fondre à vue d'œil; en quelques semaines, en quelques jours, ils deviennent méconnaissables : l'économie se dévore avec une promptitude effrayante. Il en est de même dans l'espèce humaine.

Ce n'est donc pas à tort qu'on s'attache dans le traitement des maladies à atténuer les réactions fébriles. Bien qu'on ne puisse pas toujours agir sur le mal lui-même, il est sage d'en combattre les effets : ce qu'on appelle la médecine des symptômes pourrait trouver bien souvent sa justification physiologique, si on mettait un peu plus de soin à chercher les rapports qui existent entre les maladies et les phénomènes normaux de l'organisme.

Les résultats que l'expérience nous donne sur le cheval se reproduisent avec les mêmes caractères sur les autres animaux. Les chiens, les chats, les oiseaux qu'on prive d'aliments ou qui ne peuvent plus manger après certaines mutilations, maigrissent d'une manière infiniment plus rapide que ceux qui sont soumis à une simple abstinence. Les oiseaux, surtout, dépérissent avec une promptitude étonnante. En huit jours, j'ai amené une oie qui avait subi une petite opération à un degré de marasme bien plus avancé que chez celle qui mourut après une diète de quarante-six jours. En moins d'une semaine, des pigeons sans graisse sont alors réduits à l'état de squelettes : leurs muscles pectoraux perdent les neuf dixièmes de leur épaisseur; ils deviennent, du côté de l'abdomen, minces comme des feuilles de papier.

L'excitation, causée par la douleur ou par l'état fébrile, n'est pas la seule qui active l'amaigrissement pendant l'abstinence. Toutes les excitations, de quelque nature qu'elles soient, agissent dans le même sens et conduisent plus ou moins vite au même résultat, notamment celles qui tiennent à l'exercice, au travail, à l'exaltation des facultés instinctives et des autres facultés cérébrales : elles font même déjà maigrir les individus sains qui s'alimentent avec régularité. Enfermez un rat dans une cage : s'il s'y agite continuellement, il meurt en vingt-quatre heures; s'il s'y tient sans inquiétude, il vit sept à huit jours.

Ainsi, l'animal a beau posséder une abondante provision de matière nutritive, s'il l'use trop vite, il ne peut supporter une longue abstinence. Dans le jeune âge, alors que les fonctions sont très-actives, la diète fait maigrir avec une grande rapidité. Les enfants ne la supportent pas, surtout s'ils sont très-vifs, disait Hippocrate (1). Les jeunes chiens séparés de leur mère perdent toute la graisse de leur foie en moins de quarante-huit heures. Les petits oiseaux qui voltigent sans cesse vivent souvent à peine une ou deux journées, s'ils ne prennent pas de nourriture.

La nature, dans sa prévoyance infinie, prend soin d'éloigner toutes ces causes d'excitation à l'égard des animaux qui doivent vivre longtemps de leur provision intérieure. Elle fait d'un animal à sang chaud presque un animal à sang froid ; elle le pousse dans un repaire à l'abri des alternatives trop marquées de la température, ralentit sa respiration, la circulation et les exhalations de toutes sortes ; elle le plonge dans la torpeur et paralyse tous ses mouvements. Par cet artifice, qui affaiblit tout à la fois les excitations du dehors et celles du dedans, elle fait vivre un petit mammifère pendant toute la mauvaise saison avec ce qu'il userait aisément en un mois, s'il était actif et éveillé.

J'ai beaucoup étudié le hérisson, surtout pour comparer les déperditions de la veille avec celles de la période d'engourdissement.

D'abord, si le hérisson n'est pas engraissé avant de s'endormir, il ne peut point passer l'hiver. J'ai fait perdre à deux de ces animaux leur embonpoint, et bien qu'ils se fussent engourdis après, ils moururent au bout d'un mois. La petite quantité de combustible qu'ils avaient conservée ne pouvait les entretenir davantage.

Mais le hérisson qui a un pannicule graisseux épais et les épiploons bien garnis est en mesure de passer du mois de novembre au mois de mars sans rien prendre. A son réveil, il lui reste même encore quelque chose, car il a besoin d'être prémuni contre les jours froids, qui peuvent se prolonger d'une manière intempestive. Étant éveillé, un hérisson du poids de 1,035 grammes perd par jour 8 gr. 6. C'est 8 gr. 3 par kilogramme de poids vif. Au bout de sept semaines, il est réduit, en mangeant quelquefois, au poids de 905, et dès lors il s'engourdit pour se réveiller au bout de quatre mois environ. Durant son sommeil de cent douze jours, il perd en somme 230 grammes, ou presque le quart de sa masse, soit 2 gr. 05 par chaque période de vingt-quatre heures. Par suite de son sommeil, sa perte journalière se trouvait donc réduite juste au quart de ce qu'elle était pendant la veille. C'était une économie considérable. Si l'animal eût dépensé engourdi ce qu'il dépensait éveillé, il eût en un mois consommé ce qui lui a suffi pour quatre ; par conséquent, avant la fin de décembre, il

---

(1) *Aphorisme XIII*, 1re section.

eût épuisé la provision qui devait le nourrir et le chauffer jusqu'à la fin de mars.

Ce qui arrive au hérisson arrive également à la marmotte, au loir, à la chauve-souris, à tous les animaux dits hibernants. Quelque chose d'analogue se reproduit encore chez tous les reptiles et les invertébrés. Vous me permettrez d'en citer un exemple.

Chacun sait que l'escargot des haies et des vignes, à l'approche des froids, se cache dans des excavations humides, retire tout son corps au fond de sa coquille et en ferme exactement la porte au moyen d'un opercule solide sécrété par la peau; il est ainsi préservé de l'action directe de l'air, de sorte qu'il respire et transpire seulement par les pores de son enveloppe calcaire. Cinquante escargots à coquille exactement close et bien essuyée pesaient ensemble 904 grammes. Du 12 novembre au 1er mars, ils perdirent 42 grammes, en cent neuf jours, soit 0 gr. 38 par chaque période de vingt-quatre heures. Au printemps, lorsqu'ils eurent fait sauter leur opercule, ils perdirent 1 gr. 15 par jour, c'est-à-dire trois fois autant que pendant l'engourdissement. C'est donc aussi par économie de nourriture et de combustible que l'escargot se calfeutre si exactement en hiver. En fermant sa porte, il peut vivre trois mois avec la substance qu'il eût usée en un s'il l'eût laissée ouverte.

Je ne sais, Messieurs, si vous éprouvez au récit de ces faits l'impression que j'éprouve en vous les racontant : je suis frappé de la simplicité et de l'uniformité des phénomènes qui entretiennent la vie pendant l'abstinence chez tous les animaux, depuis le mammifère le plus parfait jusqu'à un mince coquillage. Il me semble que le fond des choses est partout le même, avec quelques variantes. Je vois entre le cheval calme, qui use seulement 2 kilogr. 1/2 de sa substance par jour, et le cheval fiévreux, qui en brûle 15 à 16, le même rapport qu'entre le hérisson engourdi et le hérisson éveillé, ou entre l'escargot dont la porte est fermée et celui dont la porte est ouverte.

Combien d'autres rapports trouverions-nous encore entre ces phénomènes et une foule d'autres, si nous voulions en chercher. Entre l'homme éveillé et l'homme endormi, il y a quelque chose du contraste qui existe entre l'hibernant actif et l'hibernant engourdi. Je me suis pesé fort souvent avant de m'endormir et à mon réveil, afin de comparer les pertes du sommeil à celles de la veille, et j'ai constaté d'énormes différences. Ainsi, lorsque je perdais endormi 28, 30, 35 grammes par heure, mes déperditions, une fois levé, arrivaient à 50, 60, 80 grammes; elles s'élevaient à 100, à 130, si je venais à m'occuper de dissections ou d'opérations; enfin, elles atteignaient le chiffre de 200 grammes sous l'influence de la marche ou seulement d'une promenade un peu rapide. Le sommeil est donc réparateur à double titre, et par lui-même et parce qu'il réduit, dans une proportion considérable, le chiffre des déperditions. Le malade qui ne dort plus est bien vite épuisé; le malheureux qui souffre du froid et de la faim a grand avantage à dormir. Ici, comme en beaucoup d'autres choses, l'observation a devancé la démonstration scientifique.

Voyez aussi ce qui se passe chez les animaux à l'engrais. L'oie immobile dans sa cage étroite et obscure a bientôt le foie gras qu'elle ne prendrait jamais en liberté. Le bœuf acquiert difficilement de l'embonpoint s'il se donne trop de mouvement dans une étable éclairée et aérée, ou bien s'il y est inquiété par les insectes. Il faut fermer la porte, boucher les fenêtres, adoucir la température, provoquer l'assoupissement, la torpeur, éloigner, en un mot, tous les genres d'excitations capables d'activer les pertes de l'organisme.

V.

Il y a, Messieurs, comme vous avez pu le voir par les faits et les considérations qui précèdent, des variantes fort remarquables dans la manière de vivre de l'animal soumis à l'abstinence. Tantôt il se consume avec lenteur; d'autres fois il se dévore avec une extrême rapidité. Il semble que dans un cas son appétit interne soit faible, et que dans l'autre il aille jusqu'à la voracité. Passez-moi, je vous prie, cette comparaison, car j'en ai besoin pour suivre le parallèle que j'essaie d'établir entre l'alimentation extérieure et l'alimentation intérieure.

L'animal sans aliments du dehors en emprunte à lui-même une quantité équivalente à celle qui lui fait défaut : peu, si le sang se détériore lentement et si les excrétions ont une faible activité; beaucoup, au contraire, si le fluide nutritif s'altère vite et si la calorification est surexcitée. Cela doit être, l'animal vit toujours de la même manière; son sang se reconstitue, dans tous les cas, par des matériaux de même nature; sa température se maintient par l'oxydation des mêmes combustibles. Ces matériaux et ces combustibles viennent du dehors ou du dedans : là est toute la différence.

De cette uniformité dans les phénomènes de la nutrition, on peut déduire, comme conséquence logique, que la ration interne empruntée à l'animal même doit être analogue, sinon identique, à celle qu'il prend normalement au dehors. C'est, en effet, ce qui arrive.

Qu'y a-t-il, Messieurs, dans la substance alimentaire capable d'entretenir la vie? Il y a un aliment plastique propre à reconstituer le sang et un aliment respiratoire destiné à la calorification. Ces deux aliments sont toujours associés l'un à l'autre dans le foin, dans les grains, dans la viande; mais ils le sont suivant des proportions variables.

Dans les substances végétales, l'aliment plastique constitué par une matière azotée, telle que le gluten, la caséine, la légumine, est en faible quantité; mais, en revanche, l'aliment respiratoire non azoté, c'est-à-dire le sucre, la gomme, la fécule, s'y trouve en abondance.

Au contraire, dans les substances animales, et notamment dans la chair musculaire, l'aliment plastique prédomine sous la forme de fibrine et d'albumine, tandis que l'aliment respiratoire n'est plus représenté que par un peu de graisse.

Il résulte de cette différence, comme l'a fait remarquer M. Liebig, que, chez l'herbivore, l'oxygène, trouvant assez de combustible dans les substances hydrocarbonées, respecte la matière azotée et la laisse tout entière à sa destination, tandis que chez le carnassier, l'oxygène, ne rencontrant pas assez de carbone dans les principes neutres, en emprunte aussi aux principes azotés. En d'autres termes, chez les premiers, l'oxygène brûle seulement les matières hydrocarbonées; chez le second, il brûle à la fois les matières hydrocarbonées et les matières protéiques.

Il est évident, d'après cela, que la ration d'un herbivore, au point de vue de la quantité, ne peut être la même que celle d'un carnassier. S'il faut au premier 1 kilogramme de fécule pour les besoins de la respiration dans un espace de vingt-quatre heures, il faudra au second 4 kilogrammes de viande pour remplir le même office, car il y a quatre fois moins de carbone dans la chair musculaire que dans la matière féculente. Aussi, quand on nourrit des chiens seulement avec de la viande, ils en consomment une masse énorme. Je me rappelle, entre autres, un gros chien de basse-cour qui en mangeait régulièrement de 6 à 7 kilogr. par jour, sans augmenter de poids.

Lors donc que l'herbivore mis à la diète est obligé de vivre de sa propre substance, il se trouve transformé en carnassier. N'ayant pas de sucre ni d'amidon à brûler, il doit emprunter à sa chair de quoi remplacer ces principes qui font défaut. Où trouvera-t-il l'aliment respiratoire et l'aliment plastique?

Dans l'économie, ces deux aliments sont l'un à côté de l'autre et en proportion variable : la graisse et le muscle. Si le premier abonde, le second est usé en moindre quantité. En effet, comme 1 kilogr. de graisse contient six fois autant de carbone que 1 kilogr. de muscle, on conçoit que le poids de la ration intérieure consommée pendant l'abstinence soit très-variable. Si un animal gras dépense en un temps donné 1 kilogramme de graisse et 2 kilogrammes de muscle, un animal maigre de même taille et dans les

mêmes conditions dépensera forcément 8 kilogrammes de chair musculaire dépourvue de matière grasse : les deux rations seront équivalentes.

La ration intérieure de l'animal soumis à l'abstinence est donc bien réel-
ment composée, comme celle de l'animal dans les conditions ordinaires,
d'aliments plastiques (fibrine et albumine) et d'aliments respiratoires re-
présentés par la graisse. Elle est d'autant moindre, quantitativement, que
la graisse y prédomine davantage. Voilà pourquoi chez l'hibernant, chez
l'animal qui doit souffrir de la faim, la provision alimentaire est formée
surtout par de la graisse. Elle devrait être six fois plus grande, si elle
était représentée par de la chair musculaire.

Tous les changements par lesquels se traduit l'émaciation prouvent que
le travail de la résorption a pour but de recueillir à la fois la graisse et
la matière azotée, ou, si on aime mieux, l'aliment respiratoire et l'aliment
plastique.

Voyez, Messieurs, comment la résorption dont je parle s'opère d'abord
sur la graisse. Elle va chercher ce produit partout, mais dans un certain
ordre; elle commence à prendre la graisse sous-cutanée, celle des parois
abdominales, des mésentères, des épiploons, des interstices musculaires,
puis elle attaque celle du canal médullaire des os, des cellules du foie;
elle épargne en partie celle du canal rachidien, des scissures du cœur, de la
fosse temporale et de l'orbite. Dans les points où elle peut tout enlever
sans inconvénients elle ne laisse rien. Dans les os, où elle ne peut faire le
vide, une sérosité albumineuse vient se mettre à la place des acides gras,
la résorption y enlève la graisse tout en respectant ses vésicules.

Voyez ensuite comment cette résorption attaque le système musculaire
pour lui prendre les éléments plastiques. Elle lui soustrait partout quelque
chose : ici un peu plus, là un peu moins. Les interstices se creusent, les
faisceaux s'isolent, les expansions s'amincissent et deviennent membra-
neuses, la fibre perd sa souplesse. On dirait que le muscle tende à s'expri-
mer, qu'il perde plus particulièrement ses sucs, ses principes extractifs. Ce
qui reste est un canevas à demi desséché, devenu dur et sans saveur; aussi
cette chair n'a plus ses caractères habituels. On s'étonne qu'elle soit devenue fade et indigeste. C'est que l'absorption en a déjà pris la partie la plus
soluble. Un jour les chimistes nous diront ce qu'elle en a retiré et ce
qu'elle lui a laissé, car le muscle renferme de la fibrine, de l'albumine, de
la caséine, de la créatine, de la créatinine, de l'acide inosique, des acides
gras volatils, de l'acide acétique, de l'acide formique. Tout cela ne s'en va
pas en masse et proportion définie. La chair que les absorbants ont sucée
pendant une longue abstinence n'est plus et ne peut plus être telle qu'à l'é-
tat normal.

Voyez enfin comment la résorption va emprunter aussi à mille autres

parties ces matières que le système musculaire donne en si grande quantité. Elle touche à tout : elle amincit les parois du cœur, les plans charnus
du tube intestinal ; elle ronge le foie, la rate, les reins et les autres glandes ;
elle attaque la peau même et jusqu'aux membranes du globe de l'œil. Par
un singulier privilége, le système nerveux seul semble demeurer réfrac-
taire à son action.

Quand l'absorption a pris tout cela, elle a encore à joindre des matières
minérales, des sels, aux aliments qu'elle a dégagés, et c'est dans le squelette qu'elle les trouve ; elle amincit les os du crâne, en rapproche les deux
tables ; elle creuse le canal médullaire et rend transparentes les lames com-
pactes qui en forment les parois. La récolte de ces matières minérales ne
lui est pas plus difficile que celle des principes de nature organique. Chez
notre cheval, après trente jours d'abstinence, le sang renfermait six fois
plus de sels qu'il n'en contient dans l'état ordinaire.

L'animal soumis à l'abstinence n'a pas seulement l'alimentation intérieure du carnassier, il en a encore les excrétions. La bile et l'urine, qui
versent au dehors les produits incombustibles que la respiration ne peut
détruire, ressemblent, chez les herbivores, à la bile et à l'urine des carni-
vores. C'est là un fait qui, depuis Magendie, a été constaté par beaucoup de
physiologistes.

En ce qui a trait à l'urine, le changement a été manifeste sur l'animal
dont je viens de parler. Au début de l'expérience, elle était épaisse, trouble, sédimenteuse et alcaline, comme elle l'est chez les solipèdes. Portée à
l'ébullition, elle dégageait beaucoup d'acide carbonique ; puis, refroidie,
elle laissait déposer des carbonates de chaux et de magnésie. L'acide chlor-
hydrique y déterminait une vive effervescence, et plus tard la formation de
cristaux d'acide hippurique. Mais au bout de quelques jours, elle avait
changé d'aspect et de caractère. Elle était devenue claire, transparente et
fortement acide ; l'ébullition n'y déterminait plus de vif dégagement d'acide
carbonique ; par le repos, elle ne laissait plus déposer de carbonates ; l'a-
cide hippurique avait été remplacé par l'acide urique ; en un mot, elle avait
pris les caractères essentiels de l'urine des sujets qui se nourrissent de substances animales.

Tant que les curieux phénomènes de l'autophagie s'accomplissent avec
régularité, tant que l'absorption trouve et peut enlever une suffisante proportion d'aliments respiratoires et plastiques, la température du corps demeure constante, le sang abondant et même riche, la lymphe épaisse comme
à l'état normal. C'est ce que nous avons vu un mois sur le premier cheval
dont j'ai parlé, sept semaines sur l'oie, plusieurs mois sur le hérisson. Mais
il arrive un moment où la scène change. A une certaine période, l'absorption n'est plus assez active pour recueillir la somme d'aliments nécessaire

ou bien ces aliments viennent à manquer, ou encore ils n'ont plus les qualités requises. Dès lors, la masse du sang diminue de moitié et même des deux tiers, le liquide s'appauvrit, surtout en globules et en fibrine, perd ses facultés stimulantes; son sucre disparaît; la lymphe et les cellules du foie se dépouillent de ce principe. Par suite, les sécrétions se tarissent, les sensations deviennent obtuses, les mouvements se ralentissent et la température baisse. Finalement l'animal meurt; il meurt physiologiquement de la même manière qu'à la suite d'une longue maladie, et, sans doute, pour des raisons analogues.

Il y a donc dans l'abstinence deux périodes distinctes : l'une où l'animal se nourrit régulièrement aux dépens des matériaux qu'il puise en lui-même, l'autre pendant laquelle il cesse de trouver dans sa propre substance des matériaux suffisants pour entretenir sa température et renouveler son sang. Ces deux périodes d'inégale durée ont chacune leur physionomie propre, tout à fait caractéristique, et il y a entre elles une ligne de démarcation de la plus haute importance.

Lorsqu'un animal est soumis à l'abstinence et tant que les choses se passent comme dans la première période, la faim n'est point éteinte, et la faculté de digérer, puis d'assimiler, demeure entière. Si on remet avec quelques précautions l'animal à son régime, il reprend peu à peu ses forces et arrive bientôt à compenser ses pertes. Mais une fois que son sang n'est plus reconstitué comme il doit l'être, une fois que la température baisse très-sensiblement, la faim s'apaise; elle s'éteint dans un vague sentiment de souffrance. L'animal ne recherche plus les aliments : si on lui en présente, il les refuse; si encore il les prend, c'est avec peine que ses mâchoires peuvent les broyer; les glandes salivaires ne les arrosent plus, la déglutition devient pénible, l'estomac est plongé dans la torpeur; c'est désormais un vase inerte où le suc dissolvant cesse d'être versé; la bile n'a plus d'autres propriétés que celle d'un fluide devenu tout à fait excrémentitiel; les sécrétions intestinales ne sont plus que des mucosités et des débris d'épithéliums. En un mot, la digestion ne peut plus se faire, ou, si elle se fait encore dans de faibles limites, l'assimilation n'est plus possible. Bref, l'animal est désormais voué à la mort. L'inanition suit sa marche fatale, et, quoi qu'on fasse, elle aboutit au refroidissement qui est le premier et le plus sinistre avant-coureur de l'agonie. C'est là un fait constant signalé par Chossat et que j'ai eu occasion de noter souvent sur des animaux d'espèces différentes.

Tout ce que je viens de dire, Messieurs, se rapporte à l'abstinence prise isolément; il faut l'envisager encore, lorsqu'elle se lie à une maladie quelconque, car ici son étude a pour le praticien une importance capitale.

VI.

Chez le sujet souffrant et privé d'aliments, deux causes de détérioration et de destruction agissent à la fois et parallèlement sur l'organisme : la maladie et l'abstinence. Toutes les deux ensemble le minent sourdement, et chacune à sa façon attaque du même coup les forces et la matière. Si l'état morbide est inflammatoire ou simplement fébrile, il active le travail de la décomposition dans le même sens que les autres excitations; s'il s'accompagne d'un vice de sécrétion ou de nutrition, d'un travail pyogénique, d'une évacuation abondante, il accélère, en outre, cette décomposition par lui-même et avec une grande rapidité. Ces divers effets s'additionnent, et leur résultante pourrait être théoriquement déduite comme une sorte de diagonale dans un parallélogramme des forces.

Pour calmer l'inflammation et la réaction fébrile qui en est la conséquence, on est souvent obligé de recourir à l'abstinence comme à un auxiliaire énergique. Le moyen est fort rationnel, sans doute, et il est sans danger dans un grand nombre de cas, mais il peut devenir funeste et tuer quelquefois aussi bien que le mal lui-même. On devine que je veux parler des cas qui réclament une abstinence de longue durée.

Ici il faut faire de la diète ce qu'on fait de tous les autres agents thérapeutiques. C'est un antiphlogistique, un débilitant, un fondant par excellence qu'il faut employer à propos et avec mesure; c'est, si j'ose dire, un médicament dont les doses doivent être déterminées tout à la fois d'après la maladie et d'après l'état physiologique du malade. Il faut tenir compte d'une part des indications de la maladie qu'il s'agit de combattre, et, d'autre part, de celles que donnent les besoins de l'organisme. En un mot, il faut prendre garde, en voulant tuer le mal, de tuer le malade. Sous ce rapport, la diète joue plus souvent qu'on ne le croit le rôle du pavé dans la fable de *l'Ours et de l'Amateur des jardins.*

Il importe avant tout, quand on a affaire à une affection de longue durée, de bien se rappeler que l'économie se trouve sous l'influence de deux causes de destruction. C'est une place assiégée par deux ennemis redoutables et qui tient plus ou moins, suivant la violence de l'attaque ou suivant les forces et les munitions dont elle dispose. Le médecin, qui ne voit que le mal, règle ses indications sur lui seul. L'homme de tact voit à la fois le mal et le malade; il juge de l'état des assiégeants et de celui des assiégés; il combine les indications de l'un avec celles de l'autre. Là est le grand art.

Hippocrate, qui personnifie d'une manière si éminente le génie observateur des temps antiques, a parfaitement établi les principes d'après lesquels il convient de régler la diète et le régime dans les maladies. D'une part, il envisage l'homme sain et cherche les bases hygiéniques de l'alimentation (1) dans ses rapports avec l'exercice et les travaux corporels; d'autre part, il considère le malade (2) et s'efforce de distinguer les cas où la diète doit être prescrite avec plus ou moins de rigueur.

Dès le début, il sent bien les difficultés de cette tâche délicate, et il les met en relief d'une manière saisissante : « La plupart des médecins, dit-il, ressemblent aux mauvais pilotes : tant que le calme règne, leurs fausses manœuvres ne sont pas apparentes; mais viennent un violent orage et un vent impétueux, ils laissent périr le bâtiment, et il n'est personne qui ne reconnaisse dans le désastre leur maladresse et leur ignorance. Il en est de même des mauvais médecins, qui forment le plus grand nombre : tant qu'ils traitent des maladies peu graves, où les fautes les plus grossières ne pourraient produire de sérieux accidents, leurs bévues ne sont pas visibles pour le vulgaire; mais qu'il leur échoie une affection grave, violente, redoutable, alors leurs faux pas se voient, leur inhabileté se manifeste, car la punition des fautes du pilote et du médecin ne se fait pas attendre : elle vient aussitôt (3). »

« En effet, ajoute-il, si toute nourriture forte incommodait, si toute nourriture faible sustentait l'homme malade et l'homme sain, il n'y aurait pas de dificulté, car on ne courrait aucun danger à incliner toujours du côté d'une alimentation faible; mais on commettrait une égale faute, une faute non moins malfaisante à l'homme, si on lui donnait une nourriture insuffisante et au-dessous de ses besoins, car l'abstinence peut beaucoup, dans l'économie humaine, pour rendre faible, pour rendre malade et tuer (4). »

Le père de la médecine, guidé par une vue physiologique pleine de justesse, raisonne toujours d'après ce qui se passe à l'état normal. Il est aussi préoccupé de soutenir les forces que de combattre la maladie; car, à ses yeux, l'affaiblissement qui résulte de la privation des aliments peut avoir des conséquences aussi funestes que celles de la maladie elle-même; cependant, il ne se fait point illusion sur les dangers d'alimenter les sujets malades. Pour lui, la réplétion intempestive n'a pas de moindres inconvénients qu'une intempestive abstinence. Son premier soin est donc de distinguer les cas où la diète convient des cas où elle n'est pas nécessaire, et de ceux où elle devient dangereuse. C'est avec un tact remarquable

---

(1) *Du régime*, liv. II et III. — *Œuvres complètes*, trad. de M. E. Litré, t. VI, p. 528-637.

(2) *Du régime dans les maladies aiguës*, t. II, p 224-529.

(3) *De l'ancienne médecine*, t. Ier, p. 591.

(4) *Ibid.*, p. 589.

qu'il établit ces distinctions. La science moderne pourrait les multiplier, mais elle ne les rendrait ni plus exactes, ni plus nettes.

A-t-on affaire à une maladie violente, aiguë, avec fièvre, « aussitôt, dit-il, il est urgent de prescrire l'extrême diète (1). » Tant que l'affection est dans toute sa force, « la diète la plus sévère est de rigueur (2). » Il revient sur ce précepte à tout instant. Rien, lorsque la maladie est aiguë, lorsqu'elle a toute son intensité ; rien, pendant le redoublement ; rien, lorsque les accès sont à redouter (3). La doctrine physiologique n'exigeait pas davantage.

Mais, s'il n'en est pas ainsi, c'est-à-dire si la maladie n'est ni aiguë, ni accompagnée de vives souffrances, ni à son summum d'intensité, « on se relâchera de la sévérité du régime, d'autant plus que l'affection s'éloignera davantage de l'extrémité ; » dans beaucoup de cas, il conviendra de prescrire un régime qui entretienne les forces.

Avant de régler le degré d'exiguïté de la diète, il faut calculer la durée probable de l'affection ; « il faut, dit-il, examiner le malade pour estimer s'il supportera le régime jusqu'au plus haut période de la maladie, et laquelle des deux alternatives arrivera, ou que le malade s'affaiblisse le premier et ne supporte pas le régime, ou que la maladie cède la première et s'amortisse (4). » En d'autres termes, le médecin doit bien se rappeler que son malade est exposé à deux causes de mort, et chercher à en mesurer la portée relative. Il lui importe beaucoup de prévoir si le mal guérira avant que l'abstinence ait tué, ou si l'abstinence peut tuer avant que l'affection morbide ait cédé soit aux forces de la nature, soit à celles de l'art.

La diète ténue, l'extrême diète, l'abstinence rigoureuse, dont il reconnaît la nécessité dans les affections très-aiguës, avec violente réaction fébrile, semble l'effrayer. Il sait combien, par elle-même, elle est dangereuse, surtout dans les maladies de longue durée ; et il sait qu'elle l'est également par la difficulté qu'elle apporte plus tard à la réparation des pertes. Aussi est-il toujours disposé à se relâcher de la sévérité du régime. Il hésite, au début de la maladie, à prescrire subitement l'abstinence, car la suppression brusque de tout aliment lui paraît une cause de trouble, de dérangement dans l'économie. Plus tard, s'il voit dans les affections de longue durée des périodes de rémission, de calme, il incline à la réparation des forces. « Ce qu'il y a de principal à observer dans le régime alimentaire, pendant les maladies de longue durée, ce sont les exacerbations et les rémissions des fièvres, afin de se garder des moments où il ne faut pas donner d'aliments,

---

(1) Aphorisme 7, 1re section.
(2) Aphorisme 8.
(3) *Des humeurs*, t. V, p. 485.
(4) Aphorisme 9, 1re section.

et de connaître celui où on peut en donner avec sûreté, et qui est le plus
éloigné du redoublement (1). »

Une fois la nécessité de la diète reconnue, et son degré d'exiguïté déter-
miné, on doit éviter, avec le plus grand soin, les écarts, les erreurs de régime. Ils causent, dit-il, dans certaines conditions, la mort à la plupart des
malades, s'ils sont commis au moment de la grande acuité de l'affection, à
moins que celle-ci ne soit très-bénigne. Mais, ajoute-t-il, les fautes du début
ne sont pas aussi irréparables. L'écart à peu de gravité dans les premiers
moments, si le malade n'a pas été privé d'aliments ; il en a bien davantage, s'il vient après quelques jours d'une abstinence rigoureuse (2). »

Dès que des changements deviennent nécessaires, il faut les faire avec
les plus grandes précautions, en tenant compte des forces du malade, du
caractère du mal, etc.; « incliner bien moins vers l'augmentation que vers
le retranchement. » Le plus grand soin doit être apporté pour éviter que les
transitions soient brusques. « Tout changement soudain cause souffrance
et faiblesse ; » tout changement brusque est nuisible, et bien plus quand on
passe de la diète à l'alimentation, que de celle-ci à la première. L'alimentation qui suit l'abstinence absolue a souvent, comme il en fait la re-
marque, les conséquences les plus funestes, et dont il trace une peinture
saisissante.

Ce qu'il ne perd jamais de vue, ce sont les forces du malade, et il tient
à les soutenir. En cela, sa méthode contraste avec celle des médecins, dont
le plus grand soin est d'affaiblir, de débiliter. Il veut qu'on s'attache, dans
les maladies, à bien distinguer les unes des autres, les différentes sortes de
faiblesses, suivant qu'elles résultent de la vacuité des vaisseaux, de la souffrance ou de l'acuité du mal, car la mort ou le salut du malade peut dé-
pendre de ce que le médecin a ou n'a pas su faire cette distinction. « Sans
doute, dans un cas où la faiblesse est le résultat de la douleur et de l'a-
cuité de la maladie, c'est un plus grand mal de faire prendre, en quantité
de la boisson ou des aliments, dans la pensée que la débilité provient de la
vacuité des vaisseaux ; mais il est honteux aussi de ne pas reconnaître
qu'un malade est faible par inanition et d'aggraver son état par la
diète (3). »

Hippocrate, en indiquant les principes d'après lesquels il faut régler la
diète, tient compte de tout, de l'âge, de la constitution, des habitudes du
sujet, même des circonstances extérieures. En cela, l'observation seule le
conduit aux résultats que pourrait donner la science la plus consommée.

---

1) *Œuvres complètes (Du régime dans les maladies aiguës)*, t. II, p. 503.
2) *Du régime dans les maladies aiguës*, p. 305.
1) *Du régime*, p. 317.

Relativement à l'âge, il dit : « Les vieillards supportent le plus aisément le jeûne, puis les hommes faits, ensuite les jeunes gens : les enfants le supportent le plus difficilement, et surtout ceux qui manifestent le plus de vivacité (1). » Quant à la saison, il fait remarquer que, pendant l'été et en automne, la nourriture est supportée le plus difficilement (2). En hiver et au printemps, elle l'est moins (3); aussi il la veut plus abondante dans ces derniers. Il concède beaucoup à l'habitude ; ainsi, par exemple, il veut qu'on donne deux fois la décoction d'orge à ceux qui étaient habitués à faire deux repas (4). Quand le mal est peu grave, « on en réglera la proportion d'après la quantité d'aliments que le malade avait coutume de prendre, afin d'éviter une trop grande déplétion des vaisseaux (5) » ; d'autre part, il tient compte de la fièvre, de la rareté, de la fréquence des évacuations. « Si elles sont rares, diminuer la quantité de décoction, et l'augmenter d'autant plus qu'elles sont plus abondantes (6). » A ceux qui sont habitués à un régime humide, il le prescrit comme aux enfants et aux fébricitants (7). Tout cela paraît logique et en rapport avec les données de l'observation.

Rien n'échappe à sa sagacité. Il reconnaît tout ce qui se concilie et tout ce qui est incompatible avec l'abstinence. Il ne faut rien demander, dit-il, au sujet privé d'aliments; le repos lui est nécessaire; il a besoin du calme le plus parfait ; il doit être soustrait aux excitations extérieures et tenu dans un lieu sombre, etc., etc.

Après une abstinence prolongée, il faut songer à régler le régime de la convalescence avec les plus grandes précautions. Tant qu'il reste de la fièvre, ne pas donner d'aliments est pour lui la grande règle. « La nourriture est maladie pour le fébricitant; elle la redouble (8). » A la suite des affections du poumon et des plèvres, ne donner des aliments qu'un certain laps de temps, après la cessation de la fièvre (9). Ménager les transitions est encore ici d'une grande importance. « Restaurer avec lenteur les corps amaigris lentement, et rapidement les corps amaigris en peu de temps (10); » se rappeler qu'après la diète poussée jusqu'à l'extrême limite de l'atténua-

---

(1) Aphorisme 13, 1re section.
(2) Aphorisme 18, id.
(3) Aphorisme 15, id.
(4) *Du régime dans les maladies aiguës*, p. 247.
(5) *Ibid.*, p. 247.
(6) *Du régime*, p. 251.
(7) Aphorisme 16, 1re section.
(8) Aphorisme 66, 7e section.
(9) Appendice *Du régime dans les maladies aiguës*, p. 461.
(10) Aphorisme 7, 2e section.

tion, les réparations sont pénibles (1). Voilà de sages préceptes, quelquefois un peu oubliés.

Il met le plus grand soin à montrer les signes de la convalescence régulière, les signes de bon ou de mauvais augure, afin que le médecin sache diriger prudemment le régime. On voit qu'il craint toujours les rechutes, les changements défavorables. « Il ne faut pas se fier aux améliorations qui ne sont pas régulières (2). » Si un convalescent qui mange reste languissant, c'est signe qu'il prend trop de nourriture (3). « Et lorsqu'il mange bien, si le corps ne se refait pas, cela est fâcheux (4). » Enfin, après avoir jeté un coup d'œil sur les aliments en général, il les passe en revue, en indique les propriétés, afin qu'on puisse choisir avec connaissance de cause; et il n'oublie pas de rappeler « qu'il est plus facile de restaurer avec les boissons nutritives qu'avec les aliments solides (5). »

En résumé, pour Hippocrate, « ce qu'il y a de plus essentiel dans l'art d'alimenter les malades, c'est d'observer, aussi bien dans les affections chroniques que dans les maladies aiguës, le moment où il convient de donner des aliments; » c'est de régler la diète de manière que le malade soit autant que possible sans fièvre; c'est de supprimer toute nourriture dans la période d'acuité, et de soutenir les forces, afin que le malade puisse survivre à sa maladie.

Que ces préceptes sont sages! Messieurs; avec quelle admirable logique ils sont déduits d'une observation attentive et pénétrante! Comme ils peignent bien l'esprit supérieur, le vaste génie devant lequel se sont inclinées déjà tant de générations! Ne dirait-on pas la science moderne, la science de nos jours, appliquée avec le plus habile discernement?

Il ne faut pas s'y tromper, ces préceptes antiques n'étaient pas ceux de tout le monde; ils ne servaient pas de guide à tous les contemporains d'Hippocrate. Déjà, du temps des Asclépiades, il y avait des hommes à systèmes, qui se souciaient peu de l'observation, et qui traitaient leurs malades suivant les fantaisies de leur imagination. L'immortel vieillard avait sous les yeux plus d'un genre d'extravagances; par plus d'un côté les Cnidiens prêtaient le flanc à sa critique; il se moquait d'Hérodicus qui tuait les fébricitants par des courses et des bains de vapeur; de Pétronas, qui les gorgeait de vin et de viande; et, plus tard, Érasistrate, cet Alexandrin si sagace, tournait en ridicule Apollonius et Dexippe qui, disait-il, faisaient mourir

---

(1) Aphorisme 4, 1re section.
(2) Aphorisme 27, 2e section.
(3) Aphorisme 8, 2e section.
(4) Aphorisme 31, 2e section.
(5) Aphorisme 11, 2e section.

leurs malades d'inanition. Il y a en médecine, comme on le voit, des systèmes dont la généalogie n'est pas de date récente.

Mais je vais peut-être un peu loin : Hippocrate me porte sur un terrain où j'aurais besoin de vos connaissances pratiques pour me trouver à l'aise. Je n'ai pu résister, en passant, au plaisir de montrer comment le père de la médecine est arrivé, il y a deux mille ans, par l'observation seule, à des résultats semblables à ceux que donne aujourd'hui la méthode expérimentale la plus rigoureuse. J'arrive maintenant à la seconde partie de ma dissertation, celle qui a trait à l'alimentation insuffisante.

VII.

Après avoir envisagé l'abstinence à grands traits et le mode suivant lequel l'organisme s'entretient à ses propres dépens, il faut voir ce qui se passe dans l'alimentation insuffisante, car celle-ci n'est, en dernière analyse, qu'une abstinence partielle, qui peut entraîner, comme la première, les plus fatales conséquences. Ces deux états sont, à des degrés divers, des causes de mort, soit seuls, soit de pair avec la maladie. Montrer leurs dangers communs, indiquer en quoi ils se ressemblent et en quoi ils diffèrent, sera le thème de mes derniers développements.

L'alimentation insuffisante, Messieurs, est un fait fort commun, souvent inévitable, quelquefois fortuit, éventuel, auquel on n'attache pas, en général, assez d'importance. Nous pouvons en distinguer plusieurs espèces.

Il y a alimentation insuffisante dans l'état physiologique :

1° Lorsque la nourriture n'est pas assez abondante ou assez réparatrice ;

2° Lorsque, tout en demeurant abondante, la nourriture ne parvient pas à compenser les pertes excessives dues au travail ou à d'autres causes ;

3° Lorsque, par l'effet de l'âge ou d'une débilitation organique, le travail digestif ralenti est impuissant à élaborer la somme de matériaux nécessaire pour maintenir l'équilibre menacé.

Dans l'état pathologique, il y a alimentation insuffisante :

1° Pendant le cours des maladies plus ou moins aiguës, ou des maladies chroniques, où on ne peut prescrire qu'une très-faible quantité d'aliments ;

2° Toutes les fois que, la convalescence se prolongeant outre mesure, le sujet amaigri ne peut digérer et s'assimiler assez pour réparer le matériel qu'il a usé ;

3° Enfin, quand des troubles organiques profonds enrayent le travail intime de la nutrition.

Dans toutes ces circonstances, inégalement graves, parce qu'elles sont inégalement susceptibles d'être modifiées, l'insuffisance de l'alimentation a les mêmes résultats ultimes : il faut que l'organisme prenne en lui de quoi faire l'appoint de la nourriture. C'est une place assiégée dont la résistance peut théoriquement être calculée avec une rigueur mathématique : elle tiendra en raison directe de ce qu'elle peut fournir, et en raison inverse de ce qui est réclamé ; ou, en d'autres termes, elle résistera d'autant plus que son approvisionnement sera considérable, et que celui-ci sera dépensé avec moins de rapidité. Il en a été déjà ainsi pour l'abstinence, et nous verrons que les deux états peuvent être facilement ramenés à la même formule physiologique.

Dans le plan de la nature, l'alimentation insuffisante est par moments, pour beaucoup d'animaux, un accident fort ordinaire. Tous les herbivores des régions tempérées, et surtout ceux des climats froids, souffrent de la disette pendant l'hiver, lorsque la végétation suspendue ne laisse plus sur le sol que de chétifs débris. Forcés de se contenter souvent de quelques touffes d'herbes, de plantes desséchées et fanées, d'écorces et de minces arbustes, ils usent, pour compléter leur insuffisante ration, la provision de graisse qu'ils ont amassée pendant la belle saison ; ils maigrissent alors, et sans doute quelques-uns périssent avant le retour du printemps. Les carnassiers eux-mêmes passent par des périodes de pénurie, dont ils ont plus ou moins à souffrir.

C'est pour se soustraire aux inconvénients de cette insuffisante alimentation qu'un grand nombre d'espèces de toutes les classes, mammifères, oiseaux, poissons, insectes même, éprouvent des migrations connues de tous les naturalistes. Les uns se contentent de descendre des montagnes dans les plaines, où la température plus douce n'a pas entièrement suspendu la végétation, et c'est à cela que se bornent ordinairement les déplacements des herbivores. Quelques antilopes africaines, chassées des plaines arides par la sécheresse, s'en vont en grandes troupes vers les régions où le sol est couvert de verdure. Les martes, les hermines, les lemmings, quittent, à de certains moments, les froides montagnes de la Scandinavie pour se disperser dans les plaines voisines. Mais les oiseaux surtout effectuent des déplacements plus lointains. Il faut que les palmipèdes du Nord, les oies, les grues, marchent à l'entrée de l'hiver vers les régions tempérées, où les étangs, les marais et les cours d'eau ne seront point couverts de glace ; il faut que l'hirondelle, quand l'air se dépeuple d'insectes, s'en retourne dans les pays chauds ; que la bécasse fuie les hautes montagnes, de bonne heure couvertes de neige, pour se répandre dans nos forêts et nos plaines.

Il y a là une fatale nécessité à laquelle l'animal menacé de la famine ne peut se soustraire. Il doit partir, qu'il soit bon ou faible voilier, qu'il aime ou non les longs et rapides déplacements. Le rossignol, qui nous était arrivé

à la floraison de l'aubépine, est contraint de partir sans bruit en septembre,
bien qu'il y ait encore des larves dans nos bocages ; la fauvette de nos buis-
sons, le petit rouge-gorge, bien engraissé, s'expatrient à la même époque,
au risque de devenir en route la proie des rapaces ; la caille, lourde et en-
veloppée dans son manteau de graisse, doit trouver la force de traverser la
Méditerranée. Les mauvais voiliers s'en tireront de leur mieux. La poule
d'eau et le râle feront une partie de leurs étapes à pied ; les pingouins, les
manchots, aux courtes ailes, émigreront à la nage, tant qu'ils trouveront
des cours d'eau pour les transporter. Mais si quelque faible, quelque malade, quelque produit d'une tardive couvée n'obéit point, malheur à lui :
il voltigera isolé, de canton en canton, comme le font un petit nombre de
cailles et de mésanges, au risque de mourir de faim. Le héron, qui aura
voulu rester fidèle à ses marais, y passera de longues journées à se mor-
fondre, en attendant que sa proie se dégage de la vase à demi-glacée, et
ainsi de bien d'autres.

Quant à ceux qui ne peuvent changer périodiquement de patrie, comme
l'ours, le lent hérisson, la lourde marmotte, la taupe, les loirs, et tant
d'autres pour lesquels l'hiver est une saison de famine, il ne reste qu'une
ressource : s'engourdir, afin de ralentir l'activité des pertes et de faire
durer plusieurs mois une provision que la veille userait en quelques semaines.

Nos animaux domestiques que la prévoyance de l'homme devrait soustraire aux inconvénients de la disette, en souffrent néanmoins fort souvent,
surtout dans les pays où l'agriculture est arriérée, dans ceux où la provision d'hiver est naturellement ou forcément restreinte. Ils se trouvent
dans les mêmes conditions que les animaux sauvages qui n'émigrent point.
Aussi, la pénurie d'aliments a-t-elle pour eux les mêmes résultats que pour
les premiers ?

En effet, voyez, Messieurs, ce qui arrive dans nos fermes et dans la plupart des exploitations inintelligentes. On a beaucoup de bétail qu'on peut
tenir en bon état pendant la belle saison ; mais l'hiver arrive, et avec lui la
disette de fourrages : le râtelier se remplit de paille. Le propriétaire croit
faire une belle spéculation en économisant son foin, et son bétail se nourrit
de viande. Si un bœuf pèse 500 kilogr. au commencement de novembre, il
est réduit à 400 à la fin d'avril. S'il y avait cinq paires de bœufs à l'étable,
il n'en reste plus, en réalité, que quatre. Les quatre paires restantes auront
mangé la cinquième : c'est la reproduction vivante du songe de Pharaon.

On va me dire : mais une fois le printemps venu, et avec lui les herbes
tendres, mes bœufs reprendront promptement ces 100 kilogr. perdus, et
ma cinquième paire sera retrouvée. Sans doute la belle saison et les fourrages verts vont faire récupérer à vos bœufs les pertes de l'hivernage, et,

néanmoins, la perte vous restera. Avec le fourrage que chacun de vos bœufs consommera pour revenir à 500 kilogr., il serait allé à 600. Votre cinquième paire est toujours perdue, car, avec l'herbe qui vous la restitue, vous en auriez obtenu une sixième. Elle est bien perdue pour vous, et même, en grande partie, pour votre fumier. L'atmosphère l'a reçue presque en entier à l'état de vapeur d'eau et d'acide carbonique.

Ici, Messieurs, veuillez remarquer que je n'exagère point. Quand j'ai dit que, par le fait d'un régime hivernal insuffisant, un animal de 500 kilogr. était réduit à 400, je suis demeuré, pour une foule de cas, bien au-dessous de la vérité. Pour quiconque sait comment les choses se passent dans beaucoup de provinces, il est certain qu'un grand nombre d'animaux, et notamment de bêtes bovines, perdent pendant l'hiver un quart et jusqu'à un tiers de leur poids. D'où il suit que l'on peut perdre la substance d'un animal sur quatre, et même sur trois.

Un tel résultat s'explique parfaitement d'après ce que nous avons dit plus haut. Physiologiquement, le régime insuffisant n'est qu'une partielle abstinence ; aussi, dans celle-ci, l'alimentation que nous avons appelée intérieure se combine avec l'alimentation extérieure suivant une proportion qui peut être calculée avec la plus grande exactitude. L'animal privé ou non d'aliments a besoin, pour suffire à l'exercice de ses fonctions, et particulièrement à l'entretien de la chaleur animale, d'une certaine somme de matière organique. S'il lui en manque une partie dans la ration, il faut, de toute nécessité, qu'il la tire de lui-même, qu'il l'emprunte à sa propre substance. Or, si la ration est d'une moitié, d'un tiers, d'un quart inférieure à ce qu'elle devrait être, l'appoint d'une moitié, d'un tiers, d'un quart est pris dans les provisions de l'économie. Voilà pourquoi l'amaigrissement est en raison directe du degré d'insuffisance de l'alimentation.

Tout à l'heure, nous avons vu l'herbivore soumis à l'abstinence devenir carnassier. Ayant cessé de se nourrir de fourrage et de grains, il dévorait sa chair et sa graisse. Maintenant, nous avons affaire à un animal qui est omnivore ; il mange d'un côté le fourrage et les grains qu'on lui donne, de l'autre il dévore la chair et la graisse nécessaires pour compléter la ration : le régime est devenu mixte. Au point de vue économique, une telle combinaison est manifestement onéreuse, car la substance que l'animal emprunte à lui-même, c'est-à-dire sa chair et sa graisse, a plus de valeur que le fourrage épargné.

L'alimentation insuffisante n'est pas seulement préjudiciable en ce qu'elle donne lieu à l'amaigrissement ; elle a d'autres conséquences, sur lesquelles il faut s'arrêter un peu, surtout en ce qui concerne les jeunes animaux, les sujets débiles, les femelles qui portent ou qui allaitent.

S'il est une période de la vie où l'alimentation insuffisante soit particulièrement pernicieuse, c'est bien le jeune âge. L'alimentation exubérante est, à ce moment, le grand levier du développement rapide et complet de l'individu, et partant le principal agent de l'amélioration des races. Tous les éleveurs savent que, pour produire des animaux de belle venue, il faut les laisser longtemps à la mamelle, et leur fournir en abondance, dès qu'ils peuvent manger, une nourriture substantielle et choisie. C'est en grande partie par elle qu'on réalise aujourd'hui ces merveilles dont le secret est demeuré inconnu des temps anciens. En nourrissant parcimonieusement le bétail, on ne façonne que des races chétives, qui portent l'empreinte ineffaçable d'un travail organique incomplet, languissant, et souvent interrompu.

Voyez, en effet, ces jeunes ruminants qu'on sèvre au bout de quelques semaines, avant que leurs débiles organes aient acquis la force de digérer l'herbe et les fourrages grossiers. Tout en quittant la mamelle de leur mère, ils maigrissent, leurs flancs se creusent, leurs muscles s'amincissent, et la graisse à peine déposée se résorbe. A ce moment déjà, ils usent une partie de leur substance pour compléter une ration qui ne suffit pas, non comme quantité, mais faute d'être assez complétement élaborée. Chez eux, tout souffre d'une manière plus ou moins évidente, depuis la surface de l'être jusque dans la profondeur du plus caché de ses organes. Le poil se hérisse et devient terne, la peau sèche, les interstices musculaires se creusent ; tout ce qu'il y a de mou s'affaisse, se résorbe ; le foie se rapetisse et noircit. Quelques organes semblent seuls continuer leur évolution à ce moment d'arrêt, de détérioration précoce. Le squelette, dont l'accroissement se fait en grande partie aux dépens des matières minérales, semble moins souffrir que le reste. Seuls, l'estomac et l'intestin se dilatent très-sensiblement, car leur expansion mécanique est indépendante de l'activité du travail nutritif. Pour peu que cet état de choses se prolonge, l'équilibre qui devrait exister dans le développement relatif des différents systèmes organiques est bientôt rompu : le système musculaire et le sanguin restent en retard ; les systèmes cellulaire et lymphatique prennent le dessus ; les germes de la débilitation se développent ; la faculté de résistance aux causes morbifiques s'affaiblit, et souvent l'animal devient subitement la proie des parasites et des helminthes : ceux-ci achèvent ce que l'insuffisance de la nourriture avait préparé.

Mais, dans les conditions les plus communes, ces périodes de pénurie, si préjudiciables aux jeunes sujets, ne sont pas de longue durée ; elles sont suivies de moments d'abondance, pendant lesquels le dommage éprouvé par l'économie se répare dans de certaines limites. L'accroissement se fait ici chez les animaux domestiques comme chez les animaux sauvages, par intermittences, par saccades. En été, l'herbivore prend de la taille et de l'embonpoint ; il engraisse ; puis, l'hiver venu, il use une partie de sa substance musculaire et de sa graisse pour compléter son insuffisante ration. L'évolution est, en somme, entravée d'une manière plus ou moins irrémédiable, car, dans les temps d'arrêt et même de dépérissement, le travail de l'ossification continue, et une fois les épiphyses soudées, l'accroissement devient impossible.

Sans doute l'alimentation insuffisante a, chez les animaux adultes, des résultats moins préjudiciables à l'organisme : elle ne nuit qu'à l'état actuel ; tandis que dans le jeune âge elle était fâcheuse et pour le présent et pour l'avenir. Chez les vaches laitières qui ne sont point parfaitement nourries, il y a aussitôt après la mise-bas, par le fait de la lactation, un amaigrissement progressif, représentant souvent un sixième, un cinquième, un quart du poids du corps. C'est toujours à titre de supplément de ration que cette perte s'effectue, tant pour subvenir aux besoins de la respiration qu'à la sécrétion mammaire. Tout porte à croire qu'une partie de la graisse, alors perdue, passe dans le lait ; car, d'après Liebig, la quantité de cette matière, éliminée avec le lait et les déjections, serait souvent supérieure à celle que les aliments introduisent dans l'économie. Peut-être que, aussi, la matière azotée du système musculaire (en voie d'atrophie) contribue à la formation du caséum. De la sorte, l'animal, en prenant de l'embonpoint dans les derniers temps de la gestation, n'aurait fait que mettre en réserve du lait pour le moment où le petit doit en consommer une grande quantité. Cela est d'autant plus vraisemblable, que beaucoup d'animaux sauvages, les ours, par exemple, mettent bas en hiver, à l'époque où la nourriture fait le plus défaut, époque où, par conséquent, la respiration et les sécrétions empruntent le plus à la substance de l'organisme. Quoi qu'il en soit, les vaches dont la lactation se prolonge outre mesure finissent, au bout de quelques années, par tomber dans un état de marasme semblable à celui qui résulte de l'abstinence forcée ou d'une longue maladie.

Les effets de l'alimentation insuffisante se manifestent aussi dans d'autres conditions presque physiologiques, et, par exemple, lorsque les déperditions occasionnées par le travail ne peuvent être régulièrement compensées par le régime ordinaire. C'est le cas des bœufs de labour pendant la saison des semailles. Quoique bien nourris, ils maigrissent encore ; leur provision intérieure se dépense pour compléter la somme, toujours limitée, des produits de la digestion.

Quant aux conséquences que l'alimentation insuffisante entraîne chez les sujets détériorés par des affections organiques et par l'âge, elles ont une gravité toute particulière. Ici, les organes altérés ou usés ne peuvent plus digérer et assimiler assez pour compenser les pertes journalières ; il faut que l'organisme cède tous les jours un peu de son avoir. Heureux alors si, après une certaine atrophie, les forces plastiques suffisent à l'entretien de ce qui reste. Mais si l'organisme doit continuer trop longtemps à fournir cette contribution, arrive bientôt le moment fatal où il ne peut plus rien céder. Ce qui reste de sa substance n'a plus rien qui soit susceptible de résorption : le reliquat matériel cesse de pouvoir être réparé et même consumé par la vie. C'est ce degré extrême d'atrophie qu'on voit si souvent dans les amphithéâtres, où s'étalent les derniers restes des misères physiques de l'humanité.

En somme, Messieurs, d'après ce qui précède, l'alimentation insuffisante ne diffère de l'abstinence absolue que par le degré. Dans les deux cas, l'organisme emprunte à sa propre substance des matériaux à détruire par la respiration et les sécrétions; seulement, dans l'un, il prend en lui-même tout ce qui doit être consommé ; dans l'autre, il n'y prend qu'une partie. L'alimentation insuffisante et l'abstinence menacent de ruine l'organisme, et elles conduisent fatalement, par la même voie, à un résultat identique : l'inanition et la mort, quand le corps a perdu, comme l'a fait voir Chossat, à peu près la moitié de son poids primitif, souvent bien avant ce terme. Il faut donc, en hygiène et en thérapeutique, ne jamais perdre cela de vue, et bien se rappeler que si l'une et l'autre sont des moyens énergiques de traitement, elles ne doivent être employées, comme tous les agents dangereux, qu'avec discernement et mesure.

23730   Paris. — Typographie de RENOU et MAULDE, rue de Rivoli, 144.

9 782329 592794